NOTICE MÉDICALE

SUR

CONTREXÉVILLE

(VOSGES)

ET LA

SOURCE DU PAVILLON

GRAND HOTEL

DE

L'ÉTABLISSEMENT

Ouvert pendant la Saison des Eaux.

Du 20 mai au 15 septembre

Six grands bâtiments situés entre deux magnifiques parcs, renfermant salons de conversation, de jeux, de lecture, de billards et de musique; salles à manger de 200 couverts;

104 chambres de maître avec grands cabinets de toilette; depuis 2 francs et au-dessus; grands et petits appartements avec salon, depuis 5 fr. et au-dessus; chalet indépendant de l'hôtel; 50 chambres de domestiques;

Table d'hôte à dix heures et à six heures; déjeuners et diners à la carte, dans les appartements; vins des premiers crus de Bourgogne et de Bordeaux.

Boîtes aux lettres; bureau télégraphique et bureau des messageries; cabinet de consultation des médecins; tir au pistolet, situé dans les dépendances de l'hôtel de l'Etablissement. Magasins de toutes espèces. Ateliers de photographie.

Vastes remises et Écuries. — Voitures pour les malades.

Ce vaste Hôtel, entièrement restauré, offre aux étrangers un confortable qu'ils ne trouvent généralement pas dans la plupart des villes d'eaux.

Prix modérés.

On peut retenir d'avance des appartements, en s'adressant à M. E. Mermet, directeur-gérant de l'Etablissement hydrominéral de Contrexéville.

NOTICE MÉDICALE

SUR L'USAGE DES

EAUX MINÉRALES

DE

CONTREXÉVILLE

DE LA

SOURCE DU PAVILLON

MIRECOURT

HUMBERT, IMPRIMEUR-LIBRAIRE-ÉDITEUR

1867

SOCIÉTÉ

DES

EAUX MINÉRALES

DE

CONTREXÉVILLE

A responsabilité limitée, autorisée par decret Impérial

CAPITAL : UN MILLION

ADMINISTRATION ET SIÉGE DE LA SOCIÉTÉ

23, rue de la Michodière

A PARIS

Directeur-Gérant de l'Établissement hydrominéral

ÉMILE MERMET

CONTREXÉVILLE

ET LA

SOURCE DU PAVILLON

CONTREXÉVILLE est une commune de 700 habitants, située entre trois montagnes, dans un gracieux vallon du département des Vosges, arrondissement de Mirecourt, à 328 kilomètres de Paris, 70 de Nancy, 48 d'Epinal, 65 de Langres, 34 de Bourbonne, 27 de Neufchâteau, 28 de Mirecourt, 44 de Charmes, station du chemin de fer de Strasbourg et Nancy à Epinal, 50 de La Ferté-Bourbonne, station du chemin de fer de Paris à Mulhouse.

L'air y est vif et sain, grâce à l'élévation du plateau sur lequel il est placé et qui est l'un des points les plus culminants de la France ; la **Source du Pavillon**, à la surface du récipient, est à 375 mètres au-dessus du niveau de la mer.

La rivière du Vair, qui y prend sa source à 125 mètres en avant des sources minérales, le traverse ; de larges quais, de beaux trottoirs et de récentes plantations, fournissant déjà beaucoup d'ombrage, ont transformé ses bords en une charmante promenade très-fréquentée des buveurs.

NOTA.— A partir du 1er mai, la Société des Eaux minérales de Contrexéville adresse gratuitement des Guides contenant tous les renseignements sur les départs de chemins de fer, hôtels, etc., à toute personne qui en fait la demande affranchie, soit au Directeur de l'Établissement hydrominéral à Contrexéville, soit au siége de la Société, 23, rue de la Michodière, à Paris.

SOURCE DU PAVILLON

De temps immémorial, les habitants de Contrexéville et des environs faisaient usage de cette eau dans plusieurs maladies, principalement dans celles des organes digestifs et urinaires.

Les premières cures remarquables qui lui sont dues furent relatées par Dom Calmet, abbé de Senones, dans sa *Notice de la Lorraine*, imprimée à Nancy en 1756.

Bagard, premier médecin du roi Stanislas, signala les propriétés curatives de ces eaux dans un mémoire qu'il lut le 10 janvier 1760 à la Société des sciences et des arts de Nancy.

En 1774, le Docteur Thouvenel, médecin du roi Louis XVI et du roi Louis XVIII, posa la première pierre de l'Etablissement hydrominéral qui existe aujourd'hui et publia des travaux importants sur les Eaux minérales de Contrexéville.

La **Source du Pavillon**, située sous un vaste et élégant pavillon octogone, où l'on arrive par de grandes galeries circulaires, et absolument mise à l'abri de tout détournement et de toutes infiltrations d'eaux étrangères, donne un débit de 140 litres à la minute ou 8,400 litres à l'heure ; ses eaux jaillissent dans toutes les saisons à la température de 12° au-dessus de zéro ; elles ont un léger goût de fer, sont fraîches, légères, gazeuses et acidulées ; elles sont d'une grande limpidité et d'une saveur agréable, et on peut dire qu'elles font universellement plaisir à boire.

M. O. Henry a établi de la manière suivante la composition chimique de 1,000 grammes d'eau provenant de la **Source du Pavillon.**

Principes volatils	Acide carbonique libre		0,019
	Azote avec un peu d'oxigène		indéterminé
Principes fixes.	Bicarbonates. . .	de chaux.	0,675
		de magnésie. . . .	0,220
		de soude anhydre. .	0,197
		de fer et de manganèse	0,009
		de strontiane, sans doute carbonatée .	indices.
	Sulfates anhydres.	de chaux.	1,150
		de magnésie. . . .	0,190
		de soude.	0,150
		de potasse	indices.
	Chlorures. . .	de sodium . . . / de potassium . . (de magnésium . . .	0,140 ... 0,040
	Iodure. . . . Bromure	alcalins ou terreux .	indices.
	Silicates . . .	silice. . . . . alumine.	0,120
	Azotate . . . . Phosphate de chaux ou d'alumine. . . Matière organique azotée . . . . . Principe arsenical uni au fer s. doute . Perte		0,070

Principes minéralisateurs. . . .	2,941
Eau pure	998,041
	1,000,000

En 1857, M. Nicklès, professeur de chimie à la Faculté des sciences de Nancy, a communiqué à l'Institut de France un mémoire très-remarquable sur la présence du fluor dans la composition de certaines eaux minérales, et notamment dans celles de Contrexéville. « J'en ai trouvé, dit cet auteur, en quantités sensibles à l'état de fluorures. L'eau de Contrexéville en est bien plus riche que celle de Plombières ; elle imprime à la lame de cristal de roche des marques visibles à l'œil nu, tandis qu'une même quantité d'eau de Plombières (4 litres) n'impressionne cette lame que passagèrement.

« L'eau de Vichy, si riche en principes minéralisateurs, contient également des fluorures, mais en proportions moindres que les eaux de Plombières et de Contrexéville, de telle sorte que, pour en trouver, il faut opérer sur une plus grande quantité d'eau (8 litres au moins). »

« Le fait de la présence des fluorures, dans des eaux minérales qui jouissent d'une réputation si méritée, semble de nature à appeler l'attention des médecins sur les propriétés thérapeutiques de ces combinaisons, propriétés non encore étudiées, bien qu'on sache qu'elles ne sont pas toujours toniques. »

A l'occasion de décrets impériaux qui ont déclaré la **Source du Pavillon** d'intérêt public, et ont fixé un périmètre de protection, M. le ministre de l'agriculture et du commerce a fait exécuter de nouvelles analyses par MM. les ingénieurs des mines, François et Jutier, dont les résultats ont été de plus en plus confirmatifs.

Les Médecins les plus distingués de Paris y ont envoyé et y envoient chaque année leurs malades avec la plus grande confiance.

MM. Andral, — Arnal, — Caudment, — Cerise, — Cloquet, — Civiale, Denis, — Guersant, — Constantin-James, — Lasègue, — Leroy d'Etioles, — Lisfranc, — Malgaigne, — Marjolin, — Mélier, — Mercier, — Rayer, — Ricord, — Rotureau, — Segalas, — Tardieu, — Trousseau, — Velpeau, etc.

regardent ces Eaux minérales comme souveraines dans leur espèce.

Les principales maladies dans le traitement desquelles les Eaux de Contrexéville font sentir avec une merveilleuse énergie leur vertu curative, sont :

La gravelle, la goutte, les maladies des voies urinaires, les affections utérines, le catarrhe de la vessie, les affections de la prostate, les calculs de la vessie et des reins et les calculs biliaires.

Avant la Révolution, les Eaux de Contrexéville, qui jouissaient déjà d'une grande réputation, étaient fréquentées par les princes et les premières familles de la cour, MM. le comte d'Artois, le prince de Beaufremont, le prince de Beauvau, le prince de Poix, le duc de Choiseul et Mmes les duchesses de Cossé et de Maillé, etc., etc. La plupart des pavillons de l'Etablissement ont été bâtis par ces illustres familles.

Désertée pendant les troubles de la Révolution, dès les premières années de l'Empire, la station de Contrexéville vit revenir en foule ses hôtes assidus. Les sommités de l'aristocratie, de l'armée, du clergé et de la diplomatie, des finances, de l'industrie et des arts l'ont de nouveau fréquentée. Il serait trop long de citer tous les personnages célèbres qui sont venus prendre les eaux à Contrexéville.

La **Source du Pavillon** est au milieu d'un très-beau parc, à l'entrée duquel se trouve un hôtel contenant plus de cent chambres spacieuses, bien aérées et meublées avec élégance. Les malades y trouvent un service de chambre et de table qui ne laisse rien à désirer ; ils ont, sans sortir de l'Etablissement, les bains, les douches, les distractions du salon de conversation, les journaux, une bibliothèque et la promenade. En outre de l'Etablissement, Contrexéville renferme un grand nombre d'hôtels ou maisons meublées dans lesquels le voyageur peut toujours trouver une table et un logement à sa convenance.

1.

Pour donner une idée des maladies principales pour lesquelles elles ont été prescrites, nous pouvons indiquer que, sur 10,000 malades se rendant à Contrexéville pour venir faire leur cure à la **Source du Pavillon,**

2,498	sont atteints	de Gravelle urique,
606	—	de Gravelle phosphatique,
66	—	de Gravelle oxalique,
6	—	de Gravelle pileuse,
196	—	de Gravelle et Catarrhe de Vessie,
555	—	de Gravelle et de Goutte,
90	—	de Goutte, Gravelle et Asthme,
784	—	de Goutte,
290	—	de Goutte et Catarrhe de Vessie,
72	—	de Goutte, Hémorrhoïdes et Asthme,
85	—	de Rhumathismes goutteux,
1,322	—	de Maladies des reins (Nephrites, etc.)
408	viennent achever leur cure après l'opér. de la Pierre,
1,410	sont atteints de Catarrhe de Vessie,
684	—	de maladies diverses de la Vessie,
254	—	—	de la Prostate,
172	—	—	du canal de l'Urètre,
178	—	—	du Foie,
127	—	—	de l'Estomac et des Intest.
60	—	—	du système nerveux,
100	—	—	de femmes,
37	—	—	diverses.

10,000

La **Source du Pavillon** est la seule à Contrexéville qui ait opéré toutes les cures dont les plus éminents médecins ont fait mention depuis la seconde moitié du siècle dernier. C'est également cette **Source du Pavillon** que deux décrets impériaux, promulgués en 1860, ont déclarée d'intérêt public et à laquelle ils ont assuré un périmètre de protection ; c'est enfin celle à laquelle plus de 1300 buveurs viennent chaque année chercher leur guérison.

OPINION DES MÉDECINS

SUR LES

EAUX

DE CONTREXÉVILLE

De la Source du Pavillon

Contrexéville est au nombre des Etablissements minéraux qui n'ont plus besoin qu'on en développe les mérites. Sa réputation est faite et ne se discute plus. Les médecins les plus recommandables et les plus autorisés ont formulé à l'égard de cette Station bienfaisante une opinion unanime, que des considérations nouvelles ne peuvent ni modifier ni rendre plus formelle.

Les observations médicales, auxquelles ont donné lieu les cures faites à Contrexéville, depuis plus d'un siècle, se sont accumulées entre les mains des praticiens ; c'est pour eux une connaissance pour ainsi dire élémentaire, et une publication nouvelle ne saurait y ajouter.

Le but de cette notice n'est donc que de rappeler aux hommes de la science les titres de la **Source du Pavillon** à leur attention, et de confirmer les gens du monde dans la confiance que des traditions de vieille date leur ont donnée en ses vertus secourables.

Le moyen le plus facile d'atteindre ce double résultat est de réunir ici les opinions qui ont été exprimées sur Contrexéville ; nous reproduirons donc textuellement les principales considérations publiées sur Contrexéville par les hommes qui, pendant de longues années, se sont consacrés à l'étude de ses Eaux.

C'est le résumé des écrits de Bagard, Thouvenel et Mamelet ; de MM. Trousseau, Civiale, Constantin-James, Peschier, Leroy d'Etioles, fils, A. Robert, Haxo, A. Rotureau, A. Millet, Baud, Treuil et Legrand du Saulle.

————

« S'il y a dans la nature un secours essentiel établi par la Providence pour soulager l'homme dans ses douleurs et dans les maladies dont il est accablé, c'est sans contredit les eaux minérales. Mais si on distinguait, dans un genre d'eaux, des substances formées dans les entrailles de la terre, qui, en se mêlant avec cet élément, lui communiquassent des vertus capables d'adoucir ces douleurs insoutenables, qui sont occasionnées par la pierre ou le calcul, et que l'expérience confirmât cette propriété naturelle de la dissoudre en fragments et de la faire dissoudre en gravier du corps de l'homme, quel cas ne ferait-on pas d'une fontaine aussi salutaire ? Quelle heureuse découverte pour le genre humain !

« Une source aussi admirable ne serait-elle pas le plus précieux de tous les remèdes et le plus important ?

« STRABON a décrit une Source miraculeuse d'eaux minérales, auxquelles il attribue la propriété de diviser la pierre de la vessie et d'en évacuer les graviers.

« GALLIEN fait aussi l'éloge d'une eau bitumineuse et martiale, dont ceux qui étaient sujets à la gravelle faisaient usage par précaution.

« Serions-nous assez heureux pour donner à la patrie un témoignage de notre zèle, en communiquant au public nos observations sur la source de Contrexéville, dont les vertus ont beaucoup d'analogie avec celles dont nous venons de parler.

« Les Eaux de Contrexéville sont bonnes pour prévenir les retours de la *goutte*, pour rétablir la souplesse des nerfs et des parties membraneuses desséchées par l'humeur de cette maladie.

« Elles sont souveraines dans les *maladies des reins*, de la *vessie* et de l'*uréthrite*, surtout contre la *pierre*, la *gravelle*, les glaires et les carnosités de l'urètre.

« Nous osons avancer, sur des témoignages non suspects, qu'elles ont la vertu de faire sortir les pierres de la vessie, quand elles ne sont que d'une grosseur médiocre ; qu'elles ont la propriété de dissoudre en fragments celles qui sont plus grosses et d'une nature plâtreuse et graveleuse, même celles qui sont en partie plâtreuses et murales. »

Dr BAGARD,

Médecin du roi Stanislas.

(Extrait du Mémoire lu en séance publique de la Société royale des sciences et arts de Nancy, le 10 janvier 1760.)

« Les Eaux de Contrexéville sont éminemment diurétiques et dissolvantes ; elles ont l'avantage de parvenir à la vessie sans avoir éprouvé d'altérations sensibles, ce qui, outre la quantité considérable et la grande promptitude

avec laquelle elles y arrivent, semble prouver qu'elles y son
portées par d'autres voies que celles de la circulation gé-
nérale. »

« Dans les cas où il nous est donné de prévenir la
formation des pierres ou leur accroissement, ce ne peut être
qu'en fournissant aux urines un véhicule aqueux capable
d'empêcher la réunion et la congestion des matières calculeuses, graveleuses ou glaireuses, soit en en opérant la
dissolution, soit en en procurant l'expulsion. Ces propriétés
diurétiques et apéritives d'une eau paraissant dépendre d'un
degré de salinité médiocre en deçà et au-delà duquel elles
changent ou diminuent. »

Dʳ THOUVENEL,

Premier médecin du roi Louis XVI

(Extrait d'un Mémoire sur les Eaux de Contrexéville, 1774.)

« Les Eaux de Contrexéville sont souveraines dans les
affections graveleuses et calculeuses des reins et de la vessie ;
elles détachent les couches externes de ces corps étrangers,
les divisent et les entraînent avec une énergie remarquable
par les voies naturelles.

« Elles guérissent les voies digestives et génito-urinaires,
et, quand ces affections ont un principe métastatique, elles
rappellent et rétablissent les évacuations supprimées ou di-
minuées.

« Leur action est évidente dans la *goutte*, dont elles éloi-
gnent et affaiblissent complètement les accès. Plusieurs
goutteux semblent radicalement guéris.

« Elles sont très-favorables aux personnes disposées
aux affections cérébrales ou déjà atteintes de ces maladies.

— 13 —

« A l'extérieur, elles sont d'une efficacité marquée, soit en douches, soit en injections, dans le catarrhe de la vessie, du rectum et du vagin.

« Elles favorisent la cicatrisation des vieux ulcères et surtout de ceux entretenus par les vices dartreux, scrofuleux ou vénériens.

« Elles sont un très-bon collyre dans l'ulcération des paupières. »

Dr MAMELET.

(Notice sur Contrexéville, 1840.)

« Il me paraît démontré que les Eaux de Contrexéville possèdent la propriété d'exciter fortement la contractilité de l'appareil urinaire, et que cette propriété les rend utiles pour déterminer *l'expulsion des gros graviers*, en même temps qu'elle conduit à un diagnostic plus certain de la *pierre vésicale*, question qui a plus de portée qu'on ne pense ; tandis qu'à Vichy, je le répète, les eaux sont propres surtout à modifier utilement la secrét'on rénale, et qu'elles exercent sur la contractilité de la vessie un effet sédatif tel qu'aux eaux grand nombre de malades cessent momentanément de souffrir et se croient guéris.

« Plusieurs de mes malades affectés en même temps d'atonie et de *catarrhe grave*, auxquels j'avais conseillé les eaux de Contrexéville, en ont obtenu de si bons effets qu'ils y sont retournés de leur propre mouvement.

Dr CIVIALE.

(Traitement de la pierre et de la gravelle, 1828.)

« On a voulu, dans ces derniers temps, comparer les eaux de Vichy à celles de Contrexéville ; on a même été jusqu'à dire que les premières étaient bien supérieures contre la gravelle, en sorte qu'il en était résulté un véritable discrédit pour Contrexéville ; mais les eaux de Contrexéville diffèrent essentiellement de celles de Vichy ; non-seulement elles conviennent dans *toute espèce de gravelle* et même dans les *catarrhes de vessie*, ce qui n'est pas toujours vrai pour Vichy ; mais, ensuite, loin d'enduire le calcul vésical d'une sorte de mucilage qui en masque les aspérités, ainsi qu'on le remarque à la suite de l'usage de l'eau de Vichy, ce qui peut induire sur la nature du mal dans de très-grandes erreurs, *elles décèlent au contraire la présence de la pierre* et donnent ainsi l'éveil au malade qui en est atteint.

Dr HAXO.

(Coup-d'œil sur les Eaux minérales des Vosges, 1817.)

« L'Eau de Contrexéville, bien administrée, produit inévitablement une action tonique et reconstituante sur les convalescents, sur les sujets anémiques et sur tous ceux auxquels une médication ferrugineuse est indiquée. On est heureux de pouvoir appliquer un moyen hydrominéral qui, tout en causant des effets plus importants, soutient ou remonte une constitution débilitée par une diathèse ancienne, ou par de longues douleurs.

« Aucune récidive de pierre n'a encore été constatée sur les nombreux malades qui viennent chaque année s'adresser aux vertus prophylactiques des sources de Contrexéville.

» Dans les catarrhes de vessie, il est bien rare que les eaux de Contrexéville n'arrivent pas à déterminer une guérison complète. Il est probable que les nombreux malades délivrés à ces sources d'une affection toujours si tenace ont contribué surtout à la réputation incontestable de ces eaux. »

D^r A ROTUREAU.

(Traité des Eaux minérales, France.)

« Quand nos nombreux établissements thermaux, si divers, mais tous animés d'un même désir de faire du bruit dans le monde, s'illustraient et se vulgarisaient par le retentissement de la réclame, non moins que par l'étude et la discussion scientifique, Contrexéville seul, à peine tiré de son obscurité par les travaux consciencieux, mais peu retentissants, de Bagard et Thouvenel, attendait en silence de la reconnaissance seule de ses clients, que l'opinion médicale se fixât irrévocablement sur sa valeur précise.

« Pure de toute surprise, de toute excitation de l'opinion, dédaigneuse d'une éclosion précoce et partant éphémère, la bienfaisante source de Contrexéville, par le seul fait de la multiplicité et de la constance des guérisons qu'elle a disséminées de par le monde, est parvenue à ce point de notoriété publique *que son nom n'est pas moins identifié avec l'idée de gravelle et de goutte que celui de sulfate de quinine avec l'idée de fièvre intermittente.* Cette justice lui est rendue par tous et sans conteste. »

Dr PESCHIER.

(Notice sur les Eaux minérales de Vittel, 1855.)

2.

« Les Eaux minérales de Contrexéville diffèrent de celles de Vichy par deux points essentiels : d'abord, *elles conviennent à toute espèce de gravelle*, quelle qu'en soit la nature, attendu que ces eaux agissent plutôt par une sorte d'irrigation répétée que par des combinaisons chimiques ; ensuite, bien loin de faire disparaître la pierre ou d'en masquer la présence, en revêtant la surface d'un enduit soyeux, ainsi qu'on l'observe à Vichy, elles exaspèrent ces symptômes et souvent donnent le premier éveil.

« Les Eaux de Contrexéville, administrées pour combattre l'affection goutteuse, *redonnent de la souplesse aux muscles et aux ligaments, et elles préviennent ensuite les incrustations tophacées qui amènent si souvent l'ankylose.*

« ... On peut se représenter l'Eau de Contrexéville, prise en quantité aussi considérable, comme formant de véritables courants à travers la substance du rein, les bassinets et les canaux urinaires ; ces courants entraînant avec eux les mucosités et les concrétions, leur font franchir les uretères et facilitent par suite leur chute dans la vessie.

« L'urine, ou plutôt l'eau minérale parvenue dans ce réservoir, y séjourne assez pour agir sur ses parois. Celles-ci, vivement stimulées, se contractent avec plus d'énergie et expulsent, en même temps que les urines les graviers ou même les calculs dont le volume est en proportion avec l'ampleur de l'urètre.

» L'eau de Contrexéville porte également son action sur les intestins. Presque tous les buveurs éprouvent, dans la matinée, de quatre à huit garde-robes, sans que l'abondance de ces évacuations diminue en rien la quantité d'urine, qui paraît souvent dépasser celle de la boisson.

« Il semblerait qu'une telle abondance d'eau minérale, ingérée dans l'estomac, dût fatiguer, et, comme on dit, *noyer ce viscère*. Presque toujours, au contraire, l'appétit augmente notablement, et les digestions deviennent plus rapides et plus faciles.

Dr Constantin JAMES.

(Guide aux Eaux minérales de France et de l'étranger, 1856.)

« La spécialité des eaux de Contrexéville est très-formelle ; elle s'applique au traitement de la *gravelle* et du *catarrhe vésical*. Ces eaux ont également été fort recommandées dans *la goutte.*

« Chez les individus affectés de *gravelle*, on voit presque constamment des émissions abondantes de sable rouge paraître rapidement, les douleurs rénales se dissiper, *les coliques néphrétiques* s'éloigner ou cesser entièrement.

« Cette action très-salutaire de l'Eau de Contrexéville, sur la gravelle, est incontestée et incontestable.

« L'usage des Eaux de Contrexéville s'est montré quelquefois salutaire comme celui de la plupart des eaux minérales dans des cas *de dyspepsie, de gastralgie, des désordres divers des fonctions hépathiques.* »

(Dictionnaire d'hydrologie médicale.)

« Un médecin, atteint de *catarrhe de vessie* qui est venu en 1854 à Contrexéville, et qui, paraît-il, s'en est trouvé très-bien, a publié les lignes suivantes : « J'ai pu me convaincre d'un fait qui a été d'ailleurs signalé par la plupart des auteurs, à savoir que l'eau minérale de la **Source du Pavillon** possédait une action réellement spécifique contre le *catarrhe de vessie*. J'ai eu le bonheur de me guérir, et j'ai pensé qu'il était de mon devoir non-seulement d'acquitter une dette de reconnaissance, en écrivant cet article, mais encore de citer franchement mon exemple, afin qu'il puisse servir à mes confrères et à leurs malades : en quittant l'hôpital, l'individu guéri ne pense-t-il point à ses compagnons de souffrance ? »

(Gazette des Hôpitaux du 29 mars 1865.)

<hr>

« Les maladies pour lesquelles on fréquente habituellement Contrexéville sont assez peu nombreuses, puisque les personnes atteintes *de la gravelle, de la goutte et de catarrhe de vessie* forment plus des trois cinquièmes des malades.

« *Les graveleux* affluent à Contrexéville, et il faut avouer qu'ils ont raison d'y venir, car ceux qui n'y sont pas guéris, (et c'est l'exception), s'en vont très-notablement soulagés. Grâce à ma position de médecin, j'ai été dépositaire d'une foule de confidences, et j'ai pu me convaincre de l'efficacité de ces eaux, non-seulement dans la *gravelle urique*, mais encore dans les *gravelles phosphatiques* et la *gravelle oxalique*.

« L'usage longtemps continué du bicarbonate de soude et des eaux alcalines, telles que celles de Vichy, ne sont pas sans danger. Les eaux de Contrexéville, au contraire, ne donnent jamais lieu au moindre inconvénient, et peuvent être supportées par toutes les constitutions ; et de plus, elles *conviennent à toutes les espèces de gravelle*, tandis que les eaux de Vichy, applicables à la gravelle d'acide urique, sont nuisibles aux autres variétés de la gravelle, et notamment à la gravelle phosphatique. Contrexéville possède enfin un avantage précieux pour beaucoup de malades peu favorisés par la fortune : toutes les dépenses y sont, en général, moins élevées qu'ailleurs.

« Pourquoi les eaux de Contrexéville sont-elles donc si efficaces dans la gravelle? Il est assez difficile de s'en rendre compte, car leur minéralisation, comparée à celle de Vichy, est fort peu considérable... Elles agissent, non pas en dissolvant, non pas en désagrégeant les calculs, comme l'etit l'a prétendu pour les eaux de Vichy, mais elles agissent par une sorte de lixiviation en entraînant les graviers, en déblayant, en lavant les reins, les uretères et la vessie.

« *Les goutteux* sont presque en aussi grand nombre que *les graveleux* (j'entends ici par goutteux des malades ayant eu un ou plusieurs accès de goutte). La plupart de ceux que j'y ai vus étaient des malades que Vichy n'avait pas le moins du monde soulagés... Ils étaient venus, confiants dans l'antique réputation de Contrexéville, demander soulagement à ses eaux ; et bon nombre d'entre eux s'applaudissaient du choix qu'ils avaient fait. »

Dr A. MILLET, de Tours.

(*Une Saison à Contrexéville*, 3ᵉ édition.)

« L'action diurétique de l'Eau de Contrexéville est immédiate et très-prononcée ; à peine en a-t-on ingéré quelques verres que les urines deviennent très-abondantes et alcalines ; son action sur le tube digestif est plus ou moins rapide ; souvent, les premiers jours, les malades ont plusieurs gardes-robes ; quelquefois, au contraire, de légères constipations se font sentir ; ce dernier effet est dù probablement à l'action tonique du fer.

« Les Eaux de Contrexéville sont tellement héroïques *dans la gravelle* et dans *les calculs de petites dimensions*, qu'on peut les employer avec certitude de succès dans ces affections si communes et si douloureuses.

Les graviers de la grosseur de 10 millimètres sur 3 occasionnent quelquefois de très-vives douleurs lors de leur entraînement, les plus petits s'échappent quelquefois sans douleur.

« D'après l'analogie qui existe entre les maladies calculeuses et *la goutte*, les Eaux de Contrexéville sont également indiquées dans cette dernière affection. Les cures admirables qui s'opèrent chaque année dans *la goutte* et *dans la gravelle*, justifient la confiance que leur accordent toutes les célébrités médicales.

» Dans les affections *chloro-anémiques*, elles réussissent parfaitement en raison du fer qu'elles contiennent. Elles conviennent surtout chez les jeunes filles hystériques et délicates. »

Dr A. ROBERT.

(Guide du médecin et du touriste, p. 119, 120. 1857.)

« Les eaux carbonatées calcaires, telles que celles de Contrexéville, conviennent mieux à la *gravelle phosphatique*. En effet, dans cette affection, l'urine est ammoniacale, irritante et caustique pour la muqueuse de la vessie, dont l'inflammation, fournissant du mucopus, devient à son tour une cause d'alcalinité et de catarrhe, véritable cercle vicieux pathologique, duquel on ne peut sortir sans changer d'abord la nature de l'urine. Eh bien ! chose remarquable et avérée, mais inexpliquée jusqu'à ce jour, les Eaux de Contrexéville, qui contiennent des carbonates de chaux et de magnésie, joints à de la silice soluble et à de l'oxygène libre, rendent à l'urine son acidité normale mieux que ne le font toutes les limonades minérales, que l'on prend en grande quantité sans effet : elles lui donnent aussi une limpidité incolore presque aqueuse, parce qu'elles sont peu minéralisés (1). »

Dʳ LEROY D'ETIOLLES, FILS,
Médecin à Vichy.

—

« *Les goutteux* qui viennent chercher la guérison à la source de Contrexéville, sont sûrs d'y trouver un soulagement à leurs souffrances.

Les bénéfices de la cure contrexévillaine s'étendent pour le goutteux bien au-delà des résultats immédiats; l'hiver qui succède à une première saison dans les cas heureux, mais plus sûrement encore ceux qui succéderont à un deuxième et troisième retour à la source, sont de moins en moins fréquemment et de moins gravement traversés par les orages de la goutte. De nombreux malades ont récupéré d'une manière définitive la liberté de leurs mouvements et le régulier exercice de leurs fonctions. Quelques-uns même de nos anciens habitués affirment qu'après une fréquentation assidue de plusieurs années, ils n'ont plus gardé que quelques rares et insignifiantes manifestations goutteuses. »

Dʳ BAUD.

(*Mémoire sur les Eaux de Contrexéville.*)

(1) *Etudes sur la gravelle.* Brochure in-8°, Paris, 1857, p. 73.

« Je n'accorde pas aux Eaux de Contrexéville, de Vals, de Pougues ou de Vichy, une action dissolvante sur les corps étrangers du rein et de la vessie. Lorsqu'un calcul est logé dans l'un des reins, il faut qu'il en soit chassé et qu'il tombe dans le réservoir naturel de l'urine, car le médecin ne peut pas plus guérir les calculs rénaux que les calculs biliaires. Ce qui, par exemple, est en son pouvoir, c'est de prévenir la formation de corps étrangers ultérieurs, d'en empêcher le développement, et de veiller, dans le cas de gravelle urique, au maintien d'une urine normale, et, quand il s'agit de gravelle biliaire, à la conservation d'une bile à l'état physiologique. Si nous pouvons faire cesser la disposition particulière en vertu de laquelle ces calculs ont été fabriqués, nous aurons déjà beaucoup fait.

. « Les Eaux minérales de Contrexéville, de Carlsbad, Pougues, Vals ou Vichy, pourront immédiatement provoquer *l'expulsion de ces calculs*, et faire que pendant six mois, un an, deux ans, et quelquefois plus, les malades n'aient plus cette aptitude à produire des corps étrangers; en un mot, n'aient plus *la gravelle*. Qu'a fait alors la saison passée à Contrexéville ? A-t-elle amené la dissolution des calculs ? En aucune façon, mais elle a profondément modifié la constitution, et elle l'a replacée dans sa rectitude normale. Comme il n'est pas d'usage que, en état de santé, on se livre à la fabrication de calculs hépatiques ou rénaux, tant que la médecine thermale, — qui a une si grande puissance sur les calculs, — continuera à faire sentir ses effets, il ne se formera aucun produit nouveau ; mais aussitôt que ces habitudes physiologiques viendront à se troubler, les corps étrangers se reproduiront.

« Vous savez jusqu'à quelle frénésie on a poussé dans ces derniers temps l'emploi des Eaux de Vals, de Vichy et de Carlsbad, dans les cas *de gravelle* et *de goutte*. Mon opinion est que ces eaux, si fortement alcalines, — sont très-dangereuses. Adressez-vous, au contraire, à des eaux faiblement minéralisées, comme celles de Pougues, de Contrexéville, de Plombières, Spa ou Wiesbaden, et non-seulement vous ne verrez jamais survenir d'accidents, mais vous constaterez dans la très-grande majorité des cas un sensible amendement. Lorsque *la gravelle* est liée à *la goutte*, Contrexéville vous donnera même des résultats thérapeutiques d'une grande valeur.

« Le médecin actuellement le plus occupé de Vichy pense, il est vrai, que les eaux de ces thermes célèbres sont utiles *aux goutteux*, mais dans une mesure très-restreinte, et c'est ainsi qu'il n'en conseille jamais l'usage pendant plus de dix ou douze jours de suite. La saturation alcaline lui apparaît effectivement comme une expression phénoménale d'une très-haute gravité, et capable de tuer en provoquant inopinément l'apparition d'une goutte atonique et viscérale. Que d'exemples n'a-t-il pas vus ! »

Dr TROUSSEAU.

(Leçons de clinique à l'Hôtel-Dieu, recueillies par M. le docteur LEGRAND DU SAULLE.)

DE L'ÉPOQUE

à laquelle on doit venir à

CONTREXÉVILLE

» A quelle époque de l'année est-il préférable de se rendre aux eaux ? Du temps de *Plutarque*, on préférait le printemps et l'automne, et, si nous en croyons *Tibulle*, les Romains renonçaient aux bains pendant les chaleurs caniculaires.

« La plupart des établissements thermaux ne sont ouverts que pendant trois ou quatre mois. Et cependant rien ne s'oppose, à la rigueur, à ce que les eaux soient prises indifféremment pendant toute l'année, puisque leur température, leurs propriétés et leur action thérapeutique sont immuables. Toutefois, nous ne saurions nier qu'il convient mieux, sous beaucoup de rapports, de mettre à profit les beaux mois, c'est-à-dire ceux de juin, de juillet, d'août et de septembre, d'autant plus que, dans certaines contrées très-riches en établissements hydrominéraux, le climat laisse souvent à désirer. On croit généralement que le mois de juillet est préférable à tous les autres, et il en résulte dans quelques localités un encombrement très-regrettable. Les quartiers de bains sont littéralement assiégés. Heureusement nous n'en sommes pas là à Contrexéville, grâce aux nouveaux agrandissements et à la bonne entente qui règne dans les différents services de l'Établissement.

« Si l'on se rend aux eaux pour sa santé, on doit faire bon marché des distractions et des plaisirs que les administrations thermales multiplient pendant les instants de foule, et profiter, au contraire, du calme salutaire que l'on y rencontre à ces deux époques de l'année.

Dr LEGRAND DU SAULLE.

(Huit années à Contrexéville. Brochure, 1865.)

Le docteur DURAND-FARDEL, dans ses lettres médicales sur Vichy, dit que les deux époques les plus convenables pour suivre avec fruit le traitement des eaux sont depuis le 15 mai jusqu'à la fin de juin et depuis le 15 août jusqu'aux premiers jours d'octobre.

Le docteur ALQUIÉ, médecin inspecteur à Vichy, conseille de prendre les Eaux à partir du mois d'avril jusqu'à la fin de juin et du 15 août aux premiers jours de novembre.

Le docteur E. BARBIER dit aussi, dans son article sur la thérapeutique thermale : Les mois de mai et juin, ou bien la période de temps comprise entre les mois d'août et fin septembre, offrent les conditions les plus favorables au traitement hydrothermal.

DURÉE DU TRAITEMENT

« La cure à Contrexéville est de 21 jours. Cette durée ne peut pourtant pas être considérée comme absolue. On doit continuer à boire plus longtemps si l'état morbide se perpétue et tant qu'il subsiste. Du reste, la saturation se produisant toujours par une répulsion instinctive, on est assez averti de l'heure à laquelle la médication doit être abandonnée. Cette saturation survient le plus souvent entre le seizième et le vingtième jour.

« Il est de toute nécessité, selon nous, que les graveleux guéris ou non guéris, afin d'éviter le retour du mal et d'exciter le mieux, ne manquent pas une seule année d'aller faire une visite aux eaux dont ils se seront déjà bien trouvés. »

Dr TREUILLE.

(Notice médicale sur Contrexéville.)

BAINS ET DOUCHES

De grandes améliorations ont été apportées par la nouvelle administration des Eaux minérales de Contrexéville dans l'installation des nombreux cabinets de bains et douches qui viennent d'être établis avec tout le soin qu'on peut rencontrer dans les meilleures Stations thermales.

Le service ne laissera rien à désirer sous aucun rapport.

MODE D'ADMINISTRATION

« Les eaux de Contrexéville sont prescrites à la dose de trois ou quatre verres durant les premiers jours; et, les jours suivants, selon une proportion progressive, on augmente la dose d'absorption, qui doit diminuer dans la même proportion, pendant les derniers jours de traitements. »

Dr TREUILLE.

(Loco citato.)

« Les accessoires obligés du traitement consistent en bains, douches, injections et lavements. Jusqu'au jour de mon arrivée à Contrexéville, on a pris peu de bains. Je n'ai point à apprécier les motifs sur lesquels se sont fondés les confrères qui m'ont précédé; je ne doute pas qu'ils soient acceptables. Mais, après un mûr examen de la question, je déclare que j'ai cru en conscience devoir réagir contre cette abstention. Très-grand partisan des bains dans la plupart des maladies qui conduisent à Contrexéville, je déclare que n'en point prendre régulièrement c'est se priver d'un adjuvant d'une grande valeur. »

Dr LEGRAND DU SAULLE.

(Loco citato.)

« La douche appliquée au traitement de la gravelle jouit d'une efficacité réelle, incontestable; elle fait rendre du sable en notable quantité à ceux qui se sont soumis à son action. Pendant ma saison de vingt et un jours à Contrexéville, je n'ai pris que deux bains et dix-huit douches. Les douches me faisaient et m'ont fait un bien infini. Je rendais après chaque douche, dans la nuit, des quantités fabuleuses de sable rouge, très-fin, très-délié. »

Dr A. MILLET.

(Loco citato.)

CONSERVATION ET MODE D'EMPLOI

DES

EAUX DE CONTREXÉVILLE

DE

LA SOURCE DU PAVILLON

TRANSPORTÉES

Les Eaux minérales de Contrexéville se conservent très-long-temps et ne perdent, par leur transport, aucune de leurs principales propriétés.

Des bouteilles analysées, après deux années de séjour dans la cave, n'avaient rien perdu de leurs vertus.

Leur conservation parfaite est due à leur nature et aux soins minutieux qui sont pris pour leur mise en bouteille ; on n'emploie que des bouteilles en verre noir parfaitement propres, lavées avec l'eau des sources, et des bouchons de première qualité ; les bouteilles sont revêtues de capsules en étain, que l'on ne pose qu'après avoir goudronné préalablement le goulot de chaque bouteille.

Les Eaux transportées doivent être prises le matin à jeun, de manière à ce que le dernier verre soit bu une heure et demie au moins avant le repas. Cependant plusieurs personnes les ont prises pendant le repas avec le vin, et s'en sont parfaitement trouvées. Elles ne troublent pas le vin et ne lui donnent aucun goût désa-gréable, comme la plupart des eaux médicinales.

« Aux graveleux qui ont fait une saison à Contrexéville, je re-commanderai de faire, en octobre et en novembre de chaque année, une saison de quinze jours, en buvant chez eux, chaque matin, à jeun, une bouteille d'eau de Contrexéville. Ils n'auront qu'à se louer de ce complément du traitement.

« Que ceux qui se seront bien trouvés d'une première saison faite à Contrexéville ne négligent pas d'en aller faire une seconde et même une troisième. Leur guérison est souvent à ce prix.

« C'est de l'ensemble de tous ces moyens que naîtra, sinon la guérison, toujours du moins une amélioration presque constante. »

Dr A. MILLET.

(*Loco citato.*)

Toutes les bouteilles d'Eau Minérale naturelle

DE CONTREXÉVILLE

DE LA

Source du Pavillon

Sont couvertes d'une capsule en étain portant
ces mots :

EAU MINÉRALE DE CONTREXÉVILLE, SOURCE DU PAVILLON

MODÈLE DE LA CAPSULE :

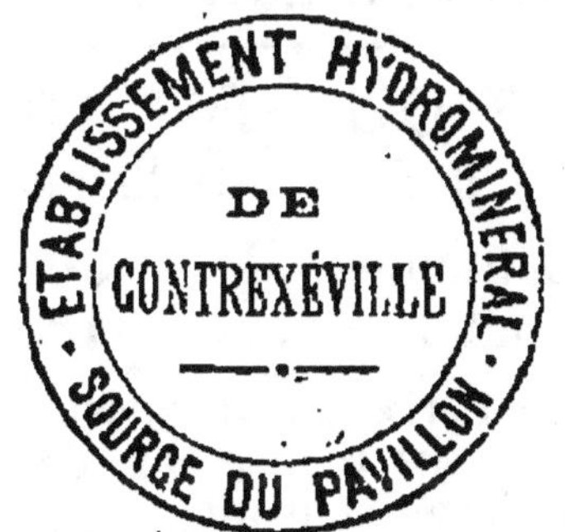

Les étiquettes en papier blanc sont toutes revêtues de
la griffe de

M. E. MERMET

Directeur-Gérant de l'Etablissement hydrominéral de Contrexéville.

Toute bouteille non revêtue des capsule et étiquette ci-dessus
ne proviendrait pas de la *Source du Pavillon*.

EAU DE CONTREXÉVILLE

(Vosges)
SOURCE du PAVILLON

Déclarée d'intérêt public par décret Impérial du 4 Août 1860

TARIF

du prix de l'eau en bouteilles et en caisses; ainsi que du transport par voie de fer depuis l'Etablissement hydrominéral de Contrexéville, jusqu'à la gare de destination.

TARIF DU PRIX DE L'EAU
livrée à l'Etablissement.

Caisse de 50 bouteilles..... **30 fr.** (environ 100 kilos.)
Caisse de 25 bouteilles..... **15 fr.** (environ 50 kilos.)

Il doit être ajouté au prix du transport 30 c., dont 10 c. pour enregistrement et 20 c. pour timbre du récépissé formé par la gare d'expédition de La Ferté-Bourbonne ou de Charmes, et qui suit l'envoi pour servir de lettre de voiture, jusqu'au destinataire.

Les 20 c. de l'avis d'expédition au destinataire sont à la charge de celui-ci.

Adresser les demandes d'eau de la source du **Pavillon :**

à M. MARMET, directeur de l'Etablissement, à CONTREXÉVILLE (Vosges)

ou bien

au dépôt principal, rue de la *Michodière*, 23, à PARIS, siége de l'administration.

OBSERVATION ESSENTIELLE. — Le tarif du transport de ses eaux n'est publié par la Société de Contrexéville qu'à titre de simple renseignement. Dans le cas de différence en plus dans les taxes qu'il indique, c'est aux chemins de fer et non à la Société que le destinataire pourra réclamer justification de la régularité de la perception.

Expédition dans le monde entier

de l'Eau de la

SOURCE DU PAVILLON

Découverte en 1750 — Déclarée d'intérêt public en 1860

30 fr. la caisse de 50 bouteilles à Contrexéville

Prix de la caisse de 50 bouteilles dans les principales villes de France et de l'étranger

Amiens	36 85	Lille	37 75	Saint-Quentin	36 »
Angers	39 30	Limoges	41 15	Toulouse	41 60
Bayonne	45 50	Le Mans	38 10	Tours	38 85
Bordeaux	42 35	Lyon	56 35	Strasbourg	34 35
Bourges	38 80	Marseille	39 58		
Brest	41 85	Montpellier	39 50	—	
Caen	38 35	Nancy	38 55		
Calais	38 35	Nantes	39 50	Francfort	36 55
Colmar	34 70	Orléans	37 30	Berlin	45 20
Dijon	34 75	Paris	35 25	Genève	38 45
Epernay	33 55	Périgueux	42 10	Turin	47 65
Evreux	36 75	Reims	34 95	Vienne	43 45
Le Havre	33 20	Rennes	39 60	Bruxelles	35 80
Laon	35 25	Rouen	37 10	Londres	42 30

Les expéditions se font contre remboursement, mais, pour éviter les frais de retour d'argent, on a la faculté d'envoyer, avec les demandes, un mandat sur la poste, et 40 centimes pour affranchissement de lettres d'avis d'expédition.

SERVICE MÉDICAL

—

MM. les Docteurs :

J.-M. CAILLAT ✻, médecin inspecteur.

LEGRAND DU SAULLE, médecin de l'hospice de Bicêtre.   médecin consultant

LECLERC, ✻, médecin consultant.

RENSEIGNÉMENTS GENERAUX

—

BUREAU TÉLÉGRAPHIQUE

Ouvert du 1er Juin au 30 Septembre, de 9 heures du matin à 7 heures du soir.

—

BUREAU DE DIRECTION DES POSTES

Ouvert de 7 heures du matin à 5 heures du soir.

Trois courriers par jour ; correspondance avec Paris en 13 heures.

—

Salons de jeu, de musique
Bibliothèque.

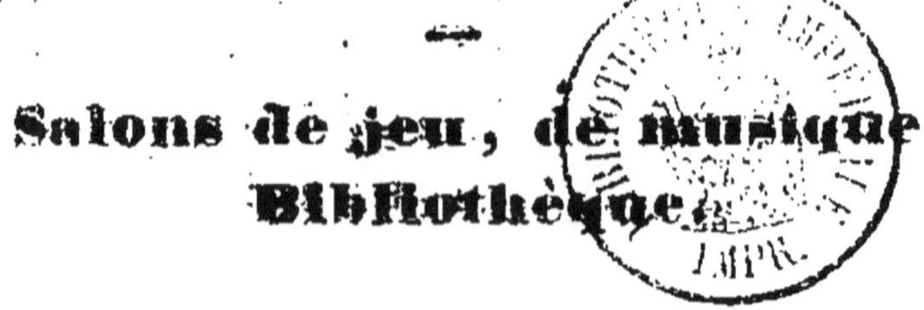

ITINÉRAIRE DE CONTREXÉVILLE

On se rend de Paris à Contrexéville par le chemin de fer de l'Est, ligne de Mulhouse, station de La Ferté-Bourbonne.

On délivre, à la gare de Mulhouse à Paris, des billets de correspondance pour Contrexéville.

PRIX DES PLACES.

1re classe: 45 f. 75. — 2e classe: 34 f. 55. — 3e classe: 26 f. 20.

DEPOT PRINCIPAL

ET

SIÉGE DE LA SOCIÉTÉ

DES

EAUX MINÉRALES

DE CONTREXÉVILLE

23, rue de la Michodière,

A PARIS